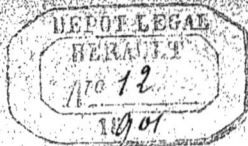

Dᴿ E. DUNAL

CONTRIBUTION A L'ÉTUDE

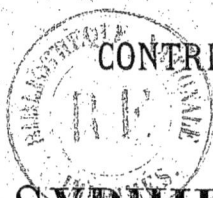

DES

SYPHILIS IGNORÉES

MONTPELLIER
IMPRIMERIE CENTRALE DU MIDI
Hamelin Frères
—
1901

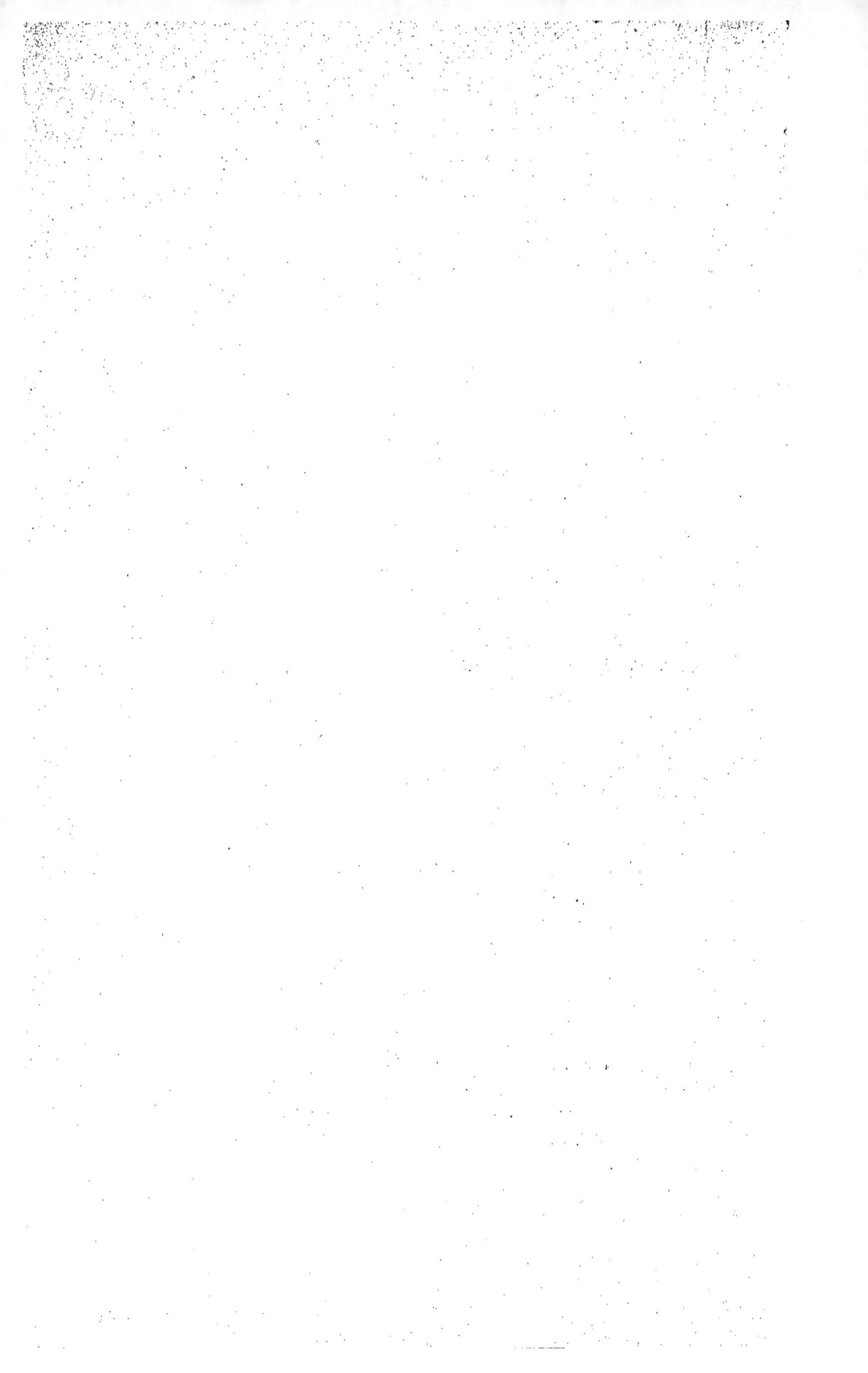

CONTRIBUTION A L'ÉTUDE

DES

SYPHILIS IGNORÉES

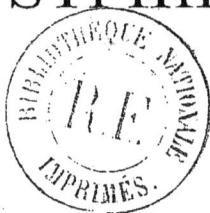

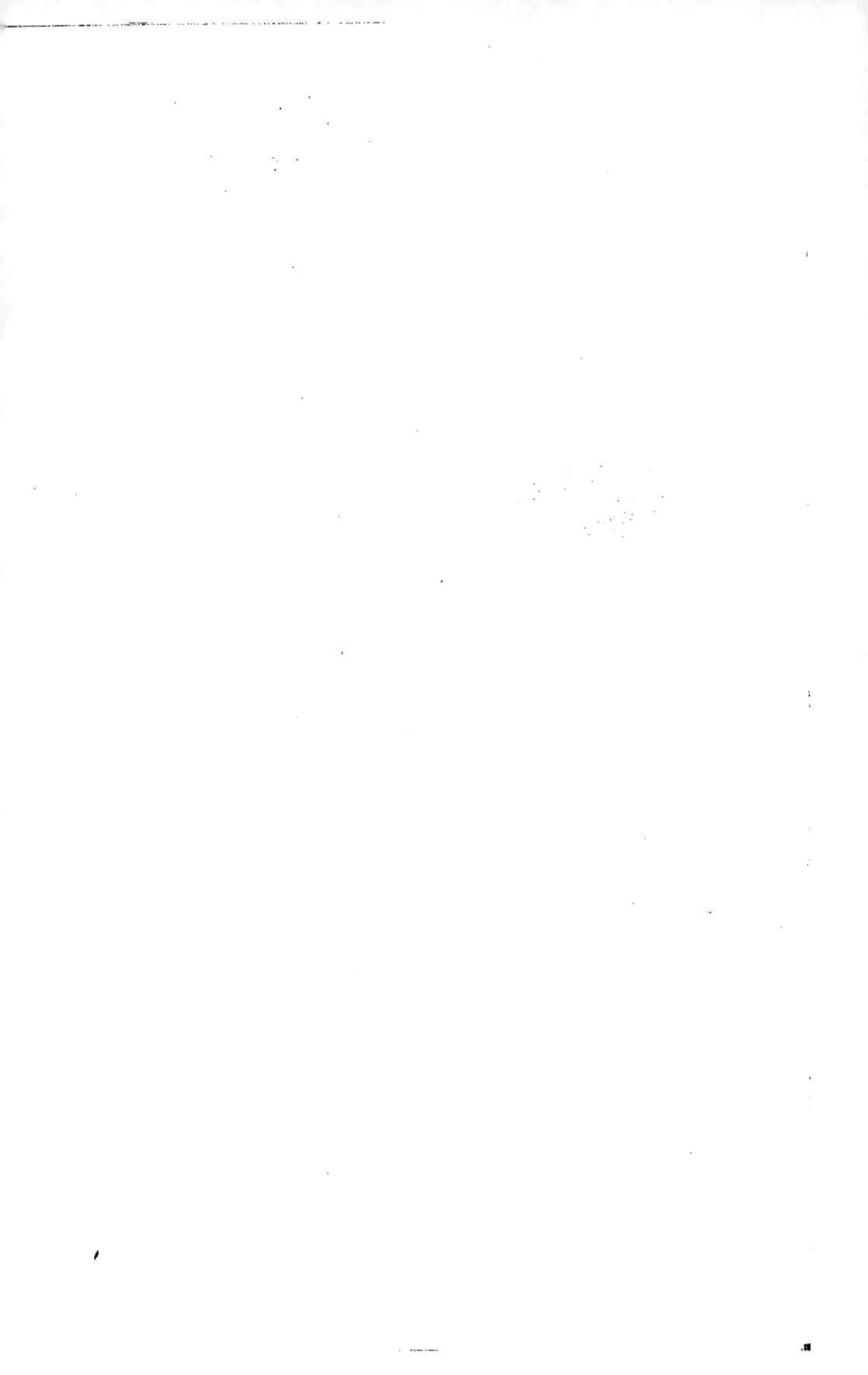

CONTRIBUTION A L'ÉTUDE

DES

SYPHILIS IGNORÉES

PAR

Le Dr E. DUNAL

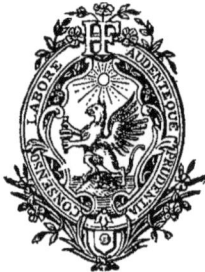

MONTPELLIER

IMPRIMERIE CENTRALE DU MIDI

(HAMELIN FRÈRES)

1901

A LA MÉMOIRE DE MON ONCLE

LE DOCTEUR BENJAMIN DUNAL

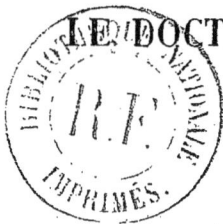

A MES PARENTS

A MES AMIS

E. DUNAL.

A MON PRÉSIDENT DE THÈSE

MONSIEUR LE PROFESSEUR GRANEL

Directeur du Jardin des plantes.

A M. LE PROFESSEUR AGRÉGÉ BROUSSE

A TOUS MES MAITRES

E. DUNAL.

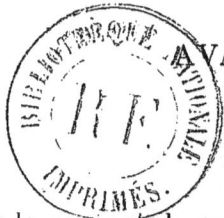

AVANT-PROPOS

Dans le courant du précédent trimestre, la présence dans le service de M. le professeur Brousse d'un certain nombre de syphilis graves, dont l'origine a passé inaperçue des malades et dont les accidents ont pu être méconnus, nous a donné l'idée d'écrire une thèse sur la syphilis ignorée. Certes, nous ne saurions revendiquer la priorité en pareille matière. Une fois de plus, le mot de La Bruyère se trouve confirmé : « Tout est dit, et l'on vient trop tard, depuis qu'il y a des hommes et qui pensent. » Toutefois, aux études déjà publiées sur la question, nous joignons ces quelques pages, à cause même de l'intérêt pratique qui s'attache aux observations inédites qu'elles renferment.

Aussi bien sommes-nous heureux de nous conformer à l'usage en écrivant ce court préambule. Il nous permet, en effet, d'exprimer notre profonde gratitude à tous ceux de nos Maîtres qui, dans le cours de nos études, nous ont encouragé dans nos efforts et honoré de leur amitié.

E. D.

Montpellier, 9 janvier 1901.

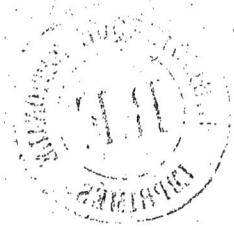

CONTRIBUTION A L'ÉTUDE

DES

SYPHILIS IGNORÉES

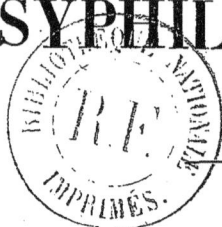

CHAPITRE I

ÉTIOLOGIE GÉNÉRALE
DE LA SYPHILIS IGNORÉE

A. Syphilis vénérienne. — *B*. Syphilis extra-génitale
(vénérienne ou non vénérienne).

Sous le nom de syphilis ignorée, on désigne généralement les syphilis dont les porteurs ignorent l'existence, et celles aussi que les praticiens ont pu méconnaître.

L'ignorance accusée par les malades, en présence de symptômes généraux qui ne sauraient tromper le médecin, peut, dans un très grand nombre de cas, paraître suspecte. Cependant, il faut le reconnaître, il est certaines catégories de sujets dont la bonne foi ne peut être mise en doute. C'est surtout dans les classes pauvres de la société, dans la clientèle des hôpitaux ou des consultations gratuites, que l'on est appelé à révéler à des sujets qui sont syphilitiques sans le savoir, la nature de leur affection. Alors seulement, et pour la première fois, en même temps qu'on institue un traitement, on attire l'attention du malade sur la gravité des manifestations qu'ils présentent et sur les dangers ultérieurs auxquels les expose l'absence ou le peu de durée du traitement. On insiste également sur la nécessité de se prémunir, par des mesures d'hygiène générale et spéciale, contre les dangers d'une contamination familiale.

Certaines conditions, en effet, entretiennent dans l'ignorance de leur syphilis les malades auxquels nous faisons allusion. Souvent, peu soigneux de leur personne, ils ne s'observent guère, et laissent facilement passer inaperçus les premiers accidents de la vérole ou, tout au moins, n'attachent que très peu d'importance à des manifestations susceptibles de donner l'éveil à des malades appartenant à une sphère sociale plus élevée. Moins cultivés que ces derniers, les lectures, les conversations ne sauraient les prémunir contre la vérole, au même titre que des malades mieux partagés de la fortune, et plus instruits.

Dans le sexe féminin, plus encore que chez les hommes, le médecin sera appelé à diagnostiquer la syphilis ignorée. Il n'est pas, en effet, de praticiens qui, au cours de sa carrière, ne puisse citer d'exemple où l'infection syphilitique n'ait fait quelque victime dont la bonne foi ne saurait être suspectée. De par les conditions de leur vie sociale, de par leur éducation, les femmes, en effet, sont exposées à contracter la syphilis sans le savoir. On connaît la visite classique au musée Dupuytren, que certains pères de famille conseillent à leur fils (1),

_____

(1) Thèse de Jumon. Paris, 1880.

espérant sans doute, par cette mesure toute prud'hommesque, terrifier l'imagination des jouvenceaux, et prémunir leurs rejetons contre les accidents redoutables auxquels expose la débauche !

De pareilles leçons de choses ne figurent pas, j'imagine, au programme de l'éducation des femmes, et le nom de ce fléau demeure parfois ignoré de celles même qui en sont les victimes.

« Pour le sexe féminin, écrit M. Fournier (1), il est une raison plus que propice à l'inconscience de la syphilis. C'est qu'en effet bon nombre d'honnêtes femmes, de bonnes ménagères, sont absolument ignorantes d'une telle maladie, et de toutes choses qui lui sont afférentes. Si bien que (cela m'est arrivé plusieurs fois), lorsqu'un médecin vient à leur révéler qu'elles en sont affectées, elles lui répondent avec plus de naïveté que d'effroi : « La syphilis ? mais qu'est-ce que cela ? » Jamais je n'ai entendu parler de cette maladie. » Inutile de dire si, en de pareilles circonstances, la syphilis a beau jeu pour rester ignorée.

Dans le cours de cette étude, nous aurons à signaler des exemples où la syphilis a pu rester longtemps méconnue, en raison même de la difficulté du diagnostic, ou par le fait de circonstances telles, que des sujets contaminés, voire même des gens instruits, au nombre desquels figurent des médecins, ont subi les atteintes du mal, sans en soupçonner la nature ou même la présence.

Dans nombre de cas, fort heureusement, l'attention du malade ou du médecin est éveillée tôt ou tard, et le malade alors, traité par une médication opportune, échappe aux accidents parfois redoutables de la période tertiaire.

_____

(1) Fournier, *Traité de la syphilis,* 1899.

Malheureusement il n'en est pas toujours ainsi. Il peut arriver, il arrive que, en présence d'accidents graves, d'accidents pouvant entraîner la mort, le médecin, après une enquête minutieuse, découvre dans les antécédents du malade une syphilis ignorée ou méconnue.

Abstraction faite du sexe et du milieu social, il est une classe de malades qui réalisent la syphilis dans des conditions d'ignorance absolue de leur état. Ce sont les sujets atteints de syphilis héréditaire à manifestations tardives. Le diagnostic de cette affection est souvent épineux pour le praticien. Aussi, en raison de son importance, réservons-nous à cette question un chapitre spécial.

Comment peut-on ignorer ou méconnaître la syphilis ?

A. S. ignorée d'origine génitale (vénérienne). — *B*. S. ignorée d'origine extra-génitale (vénérienne ou non vénérienne).

A. S. IGNORÉE D'ORIGINE GÉNITALE. — Dans des leçons cliniques remontant à quelques années, M. le professeur Fournier se demande si, en vérité, il est possible qu'un malade homme ou femme ait eu la vérole et l'ignore ?

A cette question, se basant sur les données, sur les détails de la pratique de tous les jours, l'éminent syphiligraphe répond par l'affirmative.

Considérons, en effet, la syphilis en tant qu'entité morbide. N'est-il pas vraisemblable d'admettre que nombre de ses manifestations peuvent être l'objet, de la part du malade, d'une interprétation erronée, mais toute naturelle ?

---

(1) Fournier, *Leçons cliniques*, 1878.

Supposons le cas d'une infection syphilitique banale, d'origine nettement vénérienne, génitale ou périgénitale. Le chancre, petit, peu apparent, sera pris facilement par une écorchure du coït. Il est, en effet, extrêmement fréquent d'observer cette méprise chez des sujets d'une certaine instruction et qui s'observent. Généralement ces malades se font du chancre une conception erronée (1). Ils l'assimilent à une petite tumeur qui doit se manifester par des caractères objectifs très apparents. On conçoit dès lors que, dans ses formes les plus exiguës, l'accident initial soit pris pour une écorchure, pour un « bobo insignifiant », auquel on ne saurait attacher d'importance. D'ailleurs, il faut le reconnaître, tel chancre par la localisation qu'il affecte peut, ou bien passer inaperçu, ou bien en imposer pour une affection d'une autre nature Ainsi, le chancre des fossettes latérales du frein, généralement très petit, se dérobe littéralement au regard. « Le chancre uréthral est la cause fréquente d'erreurs de diagnostic ; il passe facilement inaperçu, ou est pris pour une blennorrhagie ; aussi le médecin doit-il s'enquérir avec soin auprès de tout malade qui se présente à lui comme blennorrhagique, si l'écoulement est abondant ; il doit regarder, palper le canal, et cela avec d'autant plus de soin, que l'écoulement sera abondant, qu'il se mélangera de sang, qu'il ne sera pas franchement purulent (2). »

Chez la femme, des difficultés d'examen inhérentes à son sexe peuvent l'autoriser à nier de bonne foi la présence d'un chancre génital ; les localisations, les caractères cliniques en sont tels parfois qu'il échappe à l'investigation du spécialiste. « Ainsi les chancres siégeant au niveau de la portion de la vulve qui est située au delà des petites lèvres (la région péri-uréthrale excep-

---

(1) Brousse, *Enseignement clinique.*
(2) Du Castel, *Ch. génitaux et extra-génitaux.*

tée), au niveau de la fosse naviculaire, de l'anneau vaginal, et plus spécialement des caroncules myrtiformes, sont remarquables à plusieurs titres, à savoir : en ce qu'ils sont restreints le plus souvent à une faible étendue, en ce qu'ils sont presque toujours simplement érosifs plutôt qu'ulcéreux, en ce qu'ils ont une évolution rapide et une courte durée, en ce qu'ils sont simplement doublés d'une lamelle très mince, d'induration tout au plus parcheminée ;... on est mal à l'aise pour les saisir,... ils se dérobent véritablement à l'examen (1). »

Citerai-je encore ce chancre du col utérin qui évolue d'une façon spontanée et rapide vers la guérison, à tel point qu'il est susceptible d'être fréquemment méconnu.

Peu volumineux, indolent, le bubon satellite passe également inaperçu.

Surviennent les accidents secondaires : la roséole bénigne, discrète, n'attire pas l'attention du malade. — Les maux de gorge sont attribués à une angine banale, les douleurs de tête à une névralgie rebelle. Le malade ne s'inquiète pas davantage d'une alopécie toute passagère et qui ne dénude pas son crâne.— Le rhumatisme masquera toujours complaisamment des douleurs ostéocopes, de la myosalgie...

Quant aux syphilides, elles se traduisent par des éruptions cutanées ou muqueuses généralement aprurigineuses, ne provoquant pas de douleurs ; et de ce chef, le malade, qui n'en est pas incommodé outre mesure, les attribue à quelque manifestation humorale, à « une âcreté du sang »...

La bonne foi du sujet est parfois si absolue, la méconnaissance de la vérole est telle, que de lui-même il en détaillera au médecin les différentes étapes, trouvant même dans l'énu-

_____

(1) Fournier, *Traité de la syphilis*, 1897, fascicule I.

mération des accidents qu'il dévoile la preuve que dans son cas il ne saurait être question de syphilis.

La scène est empruntée à M. Fournier (1) :

Non certes, vous dira-t-il, je n'ai pas eu la vérole. Tout ce que j'ai eu est ceci : un *bouton* aux parties, lequel s'est cicatrisé tout seul en peu de temps; ce n'était rien. Plus tard, il m'est venu des *dartres* à la peau. Du reste, j'avais les *humeurs* en mouvement à cette époque, car, vers le même temps, j'ai été éprouvé par de violentes *migraines*, par des *névralgies* et des *douleurs de gorge*, avec des *glandes au cou*; je suis aussi devenu quelque peu sujet au *rhumatisme*, je souffre souvent de douleurs dans les articulations et dans les muscles. Mais tout cela, comme vous le voyez, n'a rien affaire avec le mal que vous supposez, et, pour la vérole, vous pouvez être sûr, Docteur, que je ne l'ai jamais eue.

On fait valoir encore, en faveur de la syphilis ignorée, des motifs d'ordre moral que je ne puis me dispenser de signaler dans le cours de cette étude. — L'insouciance, la naïveté de la jeunesse, le désir impérieux de certains hommes de dissimuler à tout prix leur syphilis à leur femme ou à leur maîtresse, seraient, d'après les auteurs, des facteurs très appréciables de syphilis ignorée.

Tel sujet, jeune, naïf, ou aveuglé par ses désirs, se laisse contaminer par sa maîtresse, et n'ose effleurer même d'un soupçon cette vertu trop fragile, jusqu'au jour où, consulté pour des accidents de nature suspecte, le médecin fait « rentrer cette vérole ignorée dans la catégorie des véroles connues.»

Dans la clientèle féminine, chez les femmes mariées, en particulier, on est appelé à diagnostiquer la syphilis ignorée. D'une façon générale, la syphilis chez la femme mariée est

---

(1) Fournier, *Leçons sur la syphilis*, 1878.

fréquente. D'après les travaux récents de M. le professeur Fournier, « il résulte nettement que, sur cent femmes qui viennent consulter pour leur syphilis, quatre-vingt-une appartiennent aux irrégulières, dix-neuf sont des femmes mariées, des femmes honnêtes. Donc le 1/5 des femmes contaminées le sont par leur mari (1) .»

Tel sujet, insuffisamment traité, se croyant guéri, souvent en dépit des conseils réitérés de son médecin, donne suite à des projets de mariage et contamine sa femme. Tel autre contracte la syphilis après le mariage, la donne à sa femme, et s'ingénie ensuite pour dissimuler à cette dernière la nature vraie des accidents qu'elle accuse. A tout prix, il faut que la malade, traitée en quelque sorte à son insu, ignore à jamais les conséquences déplorables d'une..... imprudence extra-conjugale. Le médecin, consulté, ne refusera pas son concours à un client qui se confesse à lui sincèrement, et le supplie instamment de lui venir en aide. De concert avec le mari, il traitera la femme. L'anémie, les fatigues éventuelles d'une grossesse ou d'un accouchement,... lui seront un prétexte plausible pour insister auprès de sa cliente sur la nécessité de suivre un traitement prolongé. — Ici une question se pose.

Ce concours que le mari sollicite, ne sera-ce point de la part du médecin une complaisance ⸢d'homme à homme, un service propre à masquer aux yeux de la femme les turpitudes du mari, mais dont la nécessité, en tant que devoir professionnel, ne s'impose pas au praticien?

En pareil cas, il n'est qu'une solution possible: ce concours, *le médecin le doit* au mari, pour cacher à la femme la nature de son mal, pour détourner des soupçons déjà naissants... Sinon, il expose peut-être la malade à ne pas recevoir de

---

(1) *Médecine moderne*, mai 1899; *Danger social de la syphilis.*

soins. Mais là n'est pas la seule raison, il en est une tout aussi impérieuse : que la vérité apparaisse à cette femme, sait-on quelles peuvent en être les conséquences sociales ?

« Une des conséquences les plus immédiates et les plus fréquentes de la contamination de la femme, écrit M. Fournier, c'est la dislocation du mariage. Certes, dans quelques cas, la femme pardonne. Elle oublie ou semble oublier ; elle oublie surtout quand il ne s'agit que d'elle. Mais quand il s'agit de ses enfants, la plupart, pour ne pas dire toutes, deviennent féroces. Dans ces conditions, que peut devenir le mariage ? La rupture du lien conjugal dans toutes ses formes est fatal. Ajoutez à cela que, très souvent, la femme précipite le dénouement par la fuite du domicile conjugal. *J'ai vu des femmes mariées quitter instantanément la maison du mari, dès qu'elles se sont aperçues de la contamination.*

B. — Syphilis ignorée d'origine extra-génitale (vénérienne ou non vénérienne). — Jusqu'ici nous n'avons eu en vue que la syphilis ignorée d'origine génitale. Il est cependant d'autres causes à l'infection syphilitique, et qui, dans bien des cas, justifient l'ignorance des malades quand elles ne sont pas une excuse au diagnostic erroné des médecins !

L'infection procède alors soit par contamination directe, du sujet syphilitique au sujet sain ; soit d'une façon indirecte par l'intermédiaire d'un corps étranger, véhicule du contage. Je rappelle simplement pour mémoire quelques-uns de ces modes de contamination, dont l'énumération appartient plutôt à l'étude des chancres extra-génitaux : contamination par la bouche ; contamination buccale proprement dite, baisers de toute nature, succion (cf. épidémie de Condé, de Tourcoing, propagée par une « tireuse de seins ») ; contamination des nourrices par les nourissons ; projection d'exsudat syphilitique avec la salive dans un effort de toux ou d'éternue-

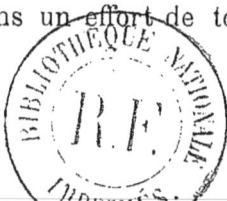

2

ment... morsure... etc., contamination médiate par l'intermédiaire d'un objet usuel: verre, cuiller, biberon, pipe, canne à souffler le verre (cf. syphilis des verriers), instrument de musique... Contamination par un objet de toilette: *rasoir*... Contamination d'origine médicale, vaccin (cf. épidémie de Crémone, de Rivolta, de Torre, de Busi, de Lupara), greffes; par l'intermédiaire d'un instrument malpropre: crayons de nitrate d'argent, *sonde d'Itard* pour la cathétérisme de la trompe d'Eustache (cf. épidémie de Paris, 1870), stylets, cathéters...

Contaminations par des vêtements, des objets de literie, par des latrines, etc...

Malgré la fréquence relativement appréciable d'un certain nombre de ces modes de contamination, « cette erreur est demeurée longtemps accréditée auprès du grand public et de certains praticiens, que la syphilis était d'origine purement vénérienne, et que pour s'en préserver il suffisait de ne pas s'y exposer. »

De date ancienne cependant, les auteurs admettent la possibilité d'une infection par une voie autre que la voie génitale, et « cette notion se trouve signalée jusque dans les plus vieux textes du XVe et du XVIe siècle. » Plus près de nous, au XVIIIe siècle, Hauter écrit que « toutes les parties du corps humain sont susceptibles d'être affectés par l'application du pus vénérien. » — Enfin, dans le courant du siècle dernier, le grand syphiliographe Ricord n'enseigne-t-il pas que « le chancre est une graine bonne pour tous les terrains, une graine capable de germer n'importe où le hasard la dépose? »

Cela est si vrai que, si on consulte les statistiques les plus récentes, on constate, non sans étonnement parfois, que le chancre syphilitique a été observé sur toutes les régions du corps..., y compris le cuir chevelu et les orteils!

Si l'on se reporte à la fréquence relative des chancres extra-génitaux, de différents sièges, observés par M. Fournier pendant une période de trente ans et sur un total de 10,000 chancres, on trouve 6 à 7 chancres de tout siège, pour 100 chancres génitaux.

Eh bien, ce chiffre de 6 à 7 pour 100, d'après l'éminent syphiliographe, « ne serait qu'un minimum forcément inférieur à la réalité des choses », et cela pour trois raisons majeures, qui toutes trois relèvent du domaine de la syphilis ignorée ou méconnue.

Ces raisons, je les résume (1) :

1° A cause même de leur localisation insolite, nombre de chancres échappent à l'attention du malade et restent ignorés.

2° Ces chancres, même soumis à un examen médical, ne sont pas diagnostiqués chancres, et pour cause. Tantôt le praticien, dérouté par leur siège insolite, ne songe pas à soupçonner leur qualité chancreuse. Tantôt, bien qu'on y songe, on n'a pas de motif de les considérer comme chancre, tel autrefois le chancre amygdalien.

3° Toujours et forcément, nombre de chancres échappent aux statistiques des syphiliographes : tels les chancres du doigt, considérés comme des panaris, les chancres de l'œil, traités dans des cliniques chirurgicales. — « A quel propos un malade viendrait-il frapper à la porte d'un syphiliographe pour une lésion *dont il ne suspecte pas le caractère vénérien ?* »

Non seulement la localisation insolite du chancre peut ne pas attirer l'attention du malade ou du médecin, mais encore le chancre lui-même, de par ses caractères objectifs, peut en imposer pour un accident de toute autre nature, tel que herpèss, eczéma, impetigo... Aussi le chancre de la joue qui se pré-

---

(1) Fournier, *Chancres extra-génitaux.*

sente souvent sous un aspect croûtelleux peut être l'objet de fréquentes méprises. On cite des cas nombreux de chancres du sein, pris pour de l'eczéma, de chancres des lèvres, pris pour de l'herpès ou de l'impetigo. L'évolution spéciale de certains chancres extra-génitaux, leur volume, leur dimension, l'époque de leur apparition, les modifications provoquées par des irritations de voisinage, des cautérisations intempestives, donnent, dans certains cas, à l'accident initial de la syphilis une empreinte si particulière, qu'il s'ensuit parfois des erreurs de diagnostic, tout au moins fort regrettables pour le médecin, mais surtout fort préjudiciables au malade.

D'ailleurs, il n'est pas que des manifestations objectives pour égarer les soupçons du malade... ou même le diagnostic du médecin.

Dans certains cas, rares il est vrai, l'élément douleur intervient aussi. Le chancre du doigt, le chancre de la troisième phalange, n'est-il pas habituellement douloureux, parfois même très douloureux, et le « mal de gorge » n'est-il pas le symptôme de début du chancre amygdalien ?

Enfin, on comprend que dans un certain nombre de cas la syphilis ait pu rester longtemps ignorée ou méconnue, en raison même de la découverte relativement récente de certains chancres. Tel le chancre de l'œil, décrit pour la première fois par Ricord, en 1850, et qui fut à cette époque « une véritable surprise, presque un événement (1) » ; tel encore le fameux chancre de l'amygdale, considéré par Velpeau comme une « impossibilité clinique » : le chancre de l'amygdale n'a été reconnu et signalé par Diday qu'en 1861. Legendre en fit, en 1884, une remarquable description. Fournier s'accuse de l'avoir méconnu pendant toute une partie de sa carrière :

_____

(1) Fournier, _Chancres extra-génitaux._

« Positivement, dit-il, j'ai été longtemps à ne pas oser le diagnostiquer, et je ne me suis enhardi à le reconnaître, à l'affirmer, à l'égal d'un chancre d'autre région, que depuis une quinzaine, voire une douzaine d'années. »

Pour justifier l'assertion de praticiens aussi expérimentés que les Drs Mauriac et Morel-Lavallée, ce chancre doit être relativement assez fréquent : le premier de ces auteurs estime, en effet, que le chancre amygdalien est certainement l'origine de bon nombre de *syphilis ignorées.* « Pour le Dr Morel-Lavallée », il n'est pas douteux que le chancre syphilitique ne constitue pour la syphilis *une des portes d'entrée ignorées les plus fréquentes* (1). »

Ainsi, les caractères cliniques de certains chancres, leur localisation insolite, leur éclosion à la suite d'une contamination fortuite, enfin le diagnostic récent de certains d'entre eux, constituent autant de facteurs appréciables de syphilis ignorée ou méconnue.

Au nombre des facteurs de la syphilis ignorée, il en ait un qu'on ne saurait passer sous silence et qu'il nous suffira de mentionner. Il a trait à un mode d'infection généralement ignoré de celles même qui en sont les victimes : l'infection de la mère par le fœtus, la contamination in-utéro, par les échanges placentaires. C'est ce qu'on désigne généralement sous le nom de syphilis conceptionnelle.

Enfin nous devons nous demander si dans l'étiologie de la syphilis ignorée on doit tenir compte de la possibilité d'une vérole, dite « vérole d'emblée ». Certains faits seraient de nature à la faire admettre : tels les trois cas présentés par M. le Dr Verchère (2) au Congrès de Rome, en 1895, et qui furent l'objet,

---

(1) Fournier, *Chancres extra-génitaux*, p. 140.
(2) *Annales de Dermatologie et de Syphiligraphie*, 1895, p. 48.

de la part de ce praticien, d'une observation des plus minu-
tieuses.

Néanmoins, la question est encore pendante. Aussi bien,
tels praticiens des plus autorisés en matière de syphiligraphie estiment encore que, à défaut des faits positifs de l'ex-
périmentation, et dans l'état actuel de nos connaissances,
on doit considérer le néoplasme chancreux comme l'accident
initial de toute syphilis acquise.

CHAPITRE II

EXEMPLES ET OBSERVATIONS COMMENTÉES DE SYPHILIS IGNORÉE OU MÉCONNUE

A. Période du chancre. — *B.* Explosion secondaire.
— Statistique. — *C.* Tertiarisme.

Nous avons, jusqu'à présent, étudié la syphilis ignorée, au point de vue de son étiologie générale. Dans les pages qui vont suivre, nous décrirons quelques-unes de ses modalités cliniques en suivant l'ordre naturel que poursuit la syphilis dans son évolution. Nous pourrons ainsi, tout en commentant les exemples cliniques et les observations que nous reproduisons, faire ressortir le haut intérêt pratique qui s'attache à la question du diagnostic précoce et à celle du pronostic de la syphilis ignorée ou méconnue.

A. PÉRIODE DU CHANCRE. — A ne considérer, tout d'abord, que l'accident initial de la vérole, on peut dire que, dans la très grande majorité des cas, l'évolution du chancre ne comporte aucun danger sérieux pour le malade. C'est une lésion froide, évoluant vers la guérison d'une façon indolente, aphlegmasique, et qui, le plus souvent, cicatrise d'elle-même. A titre de complication, surviennent parfois — les cas en sont relativement rares — de l'inflammation, du phagédénisme, de la gangrène. Mais à côté de ces dangers qui sont inhérents à certains chancres et à leur évolution, il en est d'autres

d'une gravité plus grande encore et qui sont la conséquence
d'une méprise, d'une erreur de diagnostic. Trompé par
l'aspect, le siège, parfois la multiplicité des lésions, leur date
d'apparition, leur évolution, le praticien, méconnaissant le
chancre syphilitique, diagnostiquera, suivant les cas : le
chancre mou, l'acné, l'impétigo, l'herpès, l'eczéma, le furoncle,
l'ulcère tuberculeux parfois même, et ces erreurs sont encore
assez fréquentes dans l'histoire de la syphilis ignorée —
l'épithélioma !

Citons d'abord quelques observations où la syphilis
méconnue à la période du chancre a occasionné un retard
dans l'application du traitement et facilité l'évolution d'une
syphilis maligne précoce.

1° Observation XXV de la thèse de Baudoin (*Contribution
à l'étude des syphilis précoces*. Thèse Paris, 1889).

C... octobre 1885.

Erosion de la verge *prise pour de l'herpès*. Pas de *Traitement*. — Six mois plus tard (26 mars 1886), on trouve au
prépuce une cicatrice un peu parcheminée. Depuis deux ou
trois mois, maux de gorge, dont on a *méconnu* la nature,
pris parfois pour de la tuberculose. — Affaiblissement,
dysphagie, fièvre dans les derniers temps (39 et même 40°).
La dysphagie est atroce, la malade n'avale plus et, actuellement, six mois après le chancre, horrible lésion gommeuse
phagédénique occupant tout le pharynx. Facteurs de gravité :
surmenage, veilles, tabac. Traitement ioduré, — 5 mai,
grande amélioration ; le malade a mangé, marché, n'a plus
de fièvre.

2° Observation LXIX, thèse de Baudoin (*Obs. résumée*).

K..., vingt-deux ans, — plusieurs chancres au gland et au
prépuce avec adénite : *on croit à des chancrelles ; pas de*

traitement spécifique. — En janvier 1878, éruptions psoria-
siformes : traitement spécifique toute l'année. En octobre de
la même année, et durant l'année qui suit, troubles du langage,
affaiblissement de la mémoire, parésie du pouce et de l'index,
traduisant une altération précoce des centres nerveux sous
l'influence de la syphilis.

3° Observation LIV, thèse de Baudoin (*Obs. résumée*).

E..., étudiant en médecine. En janvier 1875, *trois chancres
considérés comme non spécifiques.* Puis accidents secondaires : maux de tête violents, syphilides de nature variée.
Dix mois après le chancre, troubles parétiques du côté des
membres inférieurs, amyosthénie, troubles de la parole.
Tremblement de la main, le malade écrit mal.

Sans doute, dans les deux dernières observations, l'erreur
de diagnostic à la période du début n'a entraîné qu'un retard
peu appréciable dans l'application du traitement, mais cette
erreur n'en est pas moins intéressante au point de vue du
diagnostic de nature de tout chancre génital. Par contre,
dans l'observation XXV de la thèse de Baudoin, il est
vraisemblable qu'un traitement spécifique institué dès le
début, c'est-à-dire six mois plus tôt, eût enrayé dans une très
notable proportion l'évolution tout particulièrement maligne
de cette syphilis.

Plus encore que le chancre qui siège aux organes génitaux
de l'homme et de la femme, le chancre extra-génital expose à
des erreurs de diagnostic :

Dans un cas cité par le Dr Hanot, un chancre du nez fut

pris pour une engelure ! Un vaste chancre croûteux de l'abdomen fut adressé au Dʳ Fournier avec le diagnostic d'eczéma impétigineux !

Ces erreurs de diagnostic entraînent naturellement un retard dans l'application du traitement. Malheureusement là ne se bornent pas toujours les conséquences, souvent bien excusables, de ces méprises. Dans son ouvrage si documenté sur les chancres extra-génitaux, M. Fournier relate un certain nombre d'erreurs de diagnostic qui donnèrent lieu à des interventions chirurgicales très regrettables, à de véritables amputations :

Dans un cas du Dʳ Guinand, un ouvrier verrier contracte un chancre de la lèvre. Ce chancre est pris pour un cancroïde. Un chirurgien le circonscrit dans une incision en V et l'enlève. « Ce qui n'empêche pas la roséole de se produire en temps voulu. »

M. Fournier rapporte le cas d'un jeune homme qui subit une véritable amputation de la lèvre inférieure pour un chancre diagnostiqué épithélioma. L'explosion secondaire fit son apparition quelques jours après l'opération.

Dans un autre cas signalé par le même auteur, une erreur analogue donna lieu à une amputation d'une bonne partie de la langue. « Douze jours après l'opération, le chirurgien stupéfait constatait une indéniable syphilis papuleuse ! »

Nombre de ces diagnostics erronés trouvent sinon toujours une excuse, tout au moins une explication dans ce fait que, trompé par l'aspect de la lésion, et subissant parfois ce que M. Fournier appelle « la suggestion du milieu », le médecin *ne pense même pas* à la syphilis. Ceci trouve une confirmation dans ce fait que des praticiens, et des plus distingués, ont méconnu non seulement la syphilis chez leurs malades, mais encore sur eux-mêmes. Tel est le cas d'un chirurgien, ami personnel de M. le professeur Fournier, qui

fut victime d'une contamination professionnelle. Le chancre
dont il était porteur à l'index fut considéré par lui-même et
par plusieurs de ses collègues comme un simple panaris, et « il
ne fallut rien moins que l'explosion secondaire pour rectifier
l'erreur. » Tant il est vrai que, pour les professionnels de la
médecine ou de la chirurgie, le mot de Ricord se trouve tous
les jours tristement confirmé : « La pire des conditions pour
prendre la vérole, c'est d'être médecin ! »

Observation VIII (Thèse de Baudoin)

Dr X..., chancre induré de l'index gauche pris pour un
panaris et accompagné d'une adénopathie sous-épitrochléenne
typique. Tois mois après, le chancre n'est pas encore guéri.
Syphilide papulo-tuberculeuse, papulo-croûteuse, papulo-
ulcéreuse disséminées.

Facteur de gravité : alcoolisme.

B. Période des accidents secondaires. — Comme on
vient de le voir, l'apparition des accidents secondaires permet,
dans un certain nombre de cas, de rectifier un diagnostic
dont les conséquences ne sont pas toujours sans causer au
malade un préjudice grave. Le plus souvent, au cours de la
période secondaire, les accidents de la syphilis passent
inaperçus du malade ou sont l'objet d'une interprétation
erronée, mais que les apparences justifient en quelque sorte.

Observation III

(Empruntée à une étude sur les syphilides malignes précoces
de M. le prof. Brousse (Brousse et Carayon, Montpellier, 1894, p. 14).

E. J...., âgé de vingt-six ans, sergent-major, entré à
l'hôpital le 4 janvier 1894.

Antécédents. — Rien à noter du côté des parents. Le sujet a eu des convulsions, puis la rougeole à deux ans. — A quinze ans et demi, balanite intense avec suppuration abondante, végétations nombreuses autour du gland, — quelques excès alcooliques.

Passé vénérien. — Le 20 décembre 1892, le malade, qui avait des rapports avec la même femme depuis un mois, vit apparaître, sept à huit jours après le dernier coït, une petite tumeur qui évolua vers l'ulcération en amenant une tuméfaction de la verge, et qui motiva son entrée à l'hôpital le 2 janvier 1893. On porte le diagnostic de balano-posthite chancrelleuse. Après des accidents d'inflammation violente et une gangrène partielle du prépuce, le malade sort de l'hôpital complètement guéri à la fin du mois de mars. — Le 15 juillet 1893, apparition d'une nouvelle ulcération chancreuse sous le prépuce et nouvelle balano-posthite; deuxième entrée à l'hôpital, 4 août 1893. On diagnostique un nouveau chancre mou phagédénique que l'on traite encore par les antiseptiques, en même temps qu'on administre l'iodure de potassium. — A la même époque, mais sans qu'on y attache d'importance, le sujet présente, au niveau des membres inférieurs, quelques papulo-pustules, qui disparaissent en laissant des cicatrices brunâtres. — Le 30 octobre le malade sort, malgré un état général peu satisfaisant, de l'inappétence causée par des douleurs de gorge rendant la déglution difficile.

Rentré à la caserne, il ne tarde pas à s'apercevoir, au niveau de la plante des pieds, de vastes plaies ulcéreuses qui sont améliorées par le repos et l'application de la pommade au calomel.

Enfin, vers le 15 décembre 1893, apparaissent des ulcérations arrondies, profondes d'abord à la tête, mais qui envahissent ensuite les autres parties du corps ; troisième entrée à l'hôpital, 4 janvier 1895.

L'examen révèle alors des ulcérations rondes ou ovales, de dimensions variant d'une pièce d'un franc à un écu de cent sous, à bords taillés à pic, et recouvertes de croûtes vert jaunâtre, légèrement stratifiées ; elles se répartissent au nombre de quatre sur le cuir chevelu, de quatre à cinq sur la face, une sur le nez, une sur le tronc, en avant; trois ou quatre dans le dos. Sur les cuisses et aux jambes, elles alternent avec des cicatrices brunâtres ; le quatrième orteil, recouvert d'ulcérations rougeâtres, revêt un aspect éléphantiasique.

Le système ganglionnaire est fortement atteint, ganglion volumineux à la nuque, glande caractéristique aux aines. — Dans la bouche, érosion le long des bords de la langue. L'état du malade est rapidement amélioré sous l'influence de toniques et de la médication spécifique : sirop de Gibert, pommade au calomel, emplâtre de Vigo. « Après avoir débuté par un chancre gangréneux, cette syphilis a abouti, en quelque sorte d'emblée, à des accidents graves, tertiaires, alors que les accidents secondaires classiques ont été si peu prononcés qu'ils sont passés inaperçus (1). »

On trouve reproduites, dans deux thèses de Paris, deux observations recueillies à l'hôpital Saint-Louis et qui sont des types de syphilis ignorées, diagnostiquées à la période secondaire (2). — La première a trait à un jeune homme qui vient consulter pour un violent mal de côté. — L'auscultation est négative. Sur la demande du médecin, qui soupçonne la présence d'un zona, le malade se déshabille, et l'on découvre alors sur le thorax « une splendide roséole que le malade, non seulement n'avait pas remarquée, mais dont il ne pouvait trouver la cause.

---

(1) Brousse, *Syphilides malignes précoces*, pp. 16-17.
(2) Jumon, thèse de Paris, 1880.

Dans la seconde, il s'agit d'une couturière qui se présente à la consultation pour un mal d'yeux (iritis syphilitique). — Sur le tronc et sur les membres on trouve une syphilide papulo-squameuse. La malade ignore sa syphilis, et « c'est à l'occasion de son iritis qu'elle apprend le mal dont elle est atteinte. »

Je reproduirai encore, en les résumant, deux observations de syphilis ignorées, diagnostiquées à la période secondaire.

OBSERVATION IV (Thèse de Levin (1), 1897)

Mélanie C..., lingère, vingt-quatre ans. — Entrée le 3 juin 1897 dans le service de M. Fournier.

Rien dans les antécédents héréditaires. — Antécédents personnels également négatifs. La malade présente actuellement une éruption qui a commencé le 15 mars et qu'elle attribue à une frayeur. C'est une éruption papuleuse envahissant tout le corps, sauf les jambes, à tendance maculeuse par places. — La couleur en est gris jaunâtre. — La malade aurait eu antérieurement deux éruptions sur les avant-bras et à la face dorsale des mains, de nature plus discrète, l'une survenue à quatorze ans et demi, l'autre à vingt-deux ans. — Pas de stigmates d'hérédo-syphilis, la malade nie tout antécédent syphilitique. Pas de trace de chancre. La malade est vierge. Elle a un peu de céphalée, perd ses cheveux et présente une adénopathie généralisée. M. Fournier pose le diagnostic de syphilis. Le traitement donne de bons résultats, pendant les quinze premiers jours, mais l'éruption ne s'atténue que faiblement dans la suite.

---

(1) Levin, *Op. cit.*, 1897.

OBSERVATION II (même thèse)

Victorine F..., quarante ans, se présente à la consultation externe du professeur Fournier, le 22 novembre 1879, pour une lésion de la face palmaire des deux mains.

Aucun antécédent spécifique, pas de stigmate d'hérédo-syphilis. Le début de l'affection remonte à deux mois. L'éruption apparut sous forme de boutons rouges bientôt recouverts de squames. Les mains sont un peu tuméfiées et chaudes, la lésion est purigineuse. D'après l'aspect des lésions, on diagnostique une syphilide palmaire psoriasiforme. A la suite du traitement par le calomel, la malade est très nettement améliorée.

A titre documentaire, je reproduirai encore une note relative à un cas du Dr Garel, et dont on appréciera certainement tout l'intérêt clinique.

« Un homme vient consulter parce qu'il souffre de la gorge depuis deux mois. Sur ce seul renseignement, l'auteur porte le diagnostic de syphilis. L'examen du malade confirme cette présomption. La gorge est simplement rouge et tuméfiée ; mais en faisant déshabiller le malade, on découvre des plaques muqueuses sur les organes génitaux, et une roséole sur le tronc. Comme ces accidents secondaires ne sont apparus que depuis dix jours, et que le mal de gorge date de deux mois, plus accentué à droite, où l'on note un léger retentissement ganglionnaire, on conclut rétrospectivement à un chancre syphilitique de l'amygdale droite. Pendant deux mois, la nature de l'affection a *été méconnue par le médecin traitant* qui s'est borné à prescrire un traitement local, tandis qu'il eût été si précieux de reconnaître la syphilis et d'agir en conséquence (1) .»

_____

(1) *Traité de la syphilis*, 1899, fascicule II.

D'une façon générale, le diagnostic de la syphilis, au cours de l'apparition des accidents secondaires, ne présente guère d'autre intérêt clinique que de permettre au médecin d'instituer un traitement spécifique et de mettre le malade à l'abri des accidents souvent redoutables du tertiarisme.

Est-il besoin d'ajouter que ce diagnostic précoce présente encore un autre avantage ? Il permet de traiter certaines manifestations locales de la syphilis, ce qui, au point de vue prophylactique, ne laisse de présenter un intérêt dont on comprend aisément toute la valeur !

Mais le danger, l'immense danger de toute syphilis ignorée, c'est l'apparition des accidents tertiaires. Aussi bien les statistiques sont particulièrement éloquentes à ce sujet.

D'une statistique déjà ancienne, remontant à l'année 1880, et empruntée à la thèse de M. le Dr Jumon, il ressort que, sur 148 cas de syphilis tertiaires, on trouve 77 cas de syphilis ignorée, tandis que, sur 280 cas de syphilis secondaire, 46 seulement ont passé inaperçues, d'où cette relation que la syphilis ignorée à la période tertiaire est quatre fois (exactement 3,8) plus fréquente que dans la période secondaire.

Des statistiques reproduites par M. le professeur Fournier dans son traité récent de la syphilis (1), il ressort que la fréquence de la syphilis ignorée s'élève à 48 pour 100 de cas observés en bloc sur l'un et l'autre sexe.

Chez l'homme, la syphilis ignorée se présente dans la proportion de 3 pour 100.

Chez la femme, dans la proportion de 18 pour 100. « La syphilis est donc infiniment plus fréquente chez l'homme que chez la femme, à savoir (approximativement) six fois plus fréquente. »

---

(1) *Traité de la Syphilis*, 1899, fascicule 2.

M. Fournier a établi ces chiffres en se basant sur une statistique de 4.257 cas de syphilis tertiaires ainsi répartis:

Cas de syphilis tertiaires observés chez l'homme. 3.862

— — — chez la femme. 395

TOTAL . . . 4.257

Sur ce nombre, les cas de syphilis ignorée s'élevent à:

3,10 p. 100 . . . . chez l'homme

17,9 — . . . chez la femme

Les cas pouvant provenir d'une hérédité spécifique ou pouvant prêter à quelque doute sur la qualité des accidents ont rigoureusement été écartés de cette statistique.

Enfin une thèse récente de Paris, soutenue en décembre 1897, reproduit une statistique tirée de l'observation journalière et privée de M. le professeur Fournier. Elle nous renseigne d'une façon très intéressante sur la répartition locale des accidents tertiaires de la syphilis ignorée:

Sur 3.755 cas de syphilis tertiaire, 195 cas se repartissent de la façon suivante :

Syphilis tuberculo-ulcéreuse. . . . . 91 cas
Lésions gommeuses de la gorge . . . . 24 —
Accidents osseux. . . . . 22 —
Chancres de divers sièges . . . . 16 —
Lésions osseuses des fosses nasales et du palais 14 —
Glossite tertiaire . . . . 3 —
Sarcocèle . . . . 6 —
Lésions ulcéreuses de la verge . . . . 4 —
Phagédénisme. . . . . 4 —
Syphilis cérébrales . . . . 7 —
Lésions médullaires. . . . . 2 —

Aussi bien l'intérêt de toute statistique réside moins dans

la simple énumération des chiffres, que dans la répartition des cas qui la composent.

Un certain nombre d'observations inédites trouvent ici leur place. Ces observations, au nombre de six, ont été recueil lies à la clinique des maladies syphilitiques et cutanées de l'hôpital suburbain ou à la consultation gratuite des hôpitaux.

Nous les devons à l'obligeance de notre maître M. le pro - fesseur Brousse, et de notre confrère le Dr Calas, aide de clinique. Elles ont trait toutes les six à des manifestations tertiaires ou secundo-tertiaires.

Observation I

(INÉDITE)

Sophie... F..., vingt et un ans, profession domestique, entrée le 7 novembre 1900, salle libre des maladies cutanées.

Les antécédents personnels et héréditaires ne présentent rien de notable au point de vue pathologique. La malade signale toutefois une séborrhée abondante et de l'acné facial remontant à deux ou trois ans, et des pertes abondantes?

D'après les renseignements un peu confus qu'elle nous donne, la malade paraît avoir eu des rapports sexuels multiples. Les premiers remonteraient environ à un an?

Au mois d'août 1900, elle aurait eu de l'ictère, mais à cette époque elle n'a remarqué aucune ulcération, soit au niveau des organes génitaux, soit ailleurs. Elle ne s'est aperçue ni d'une roséole, ni d'un engorgement ganglionnaire. Ses cheveux ne sont pas tombés. Au mois d'octobre 1900, quelques papu es ont apparu à la vulve et sur les cuisses, en même temps que des croûtes suintantes du cuir chevelu.

Au mois de novembre, apparition sur le nez et sur le front de tubercules dont l'évolution s'est poursuivie à tel point que

quelques-uns présentent actuellement des dimensions consi-
dérables.

Examinée lors de son entrée à l'hôpital, 7 novembre 1900,
la malade présente sur le visage, au niveau du sillon naso-
labial droit et au-dessus, une large croûte surplombant d'un
centimètre au moins le tégument cutané. Cette croûte, de
forme nettement ovalaire, à grand axe vertical, mesure 4 centimètres 1/2 dans le sens de la longeur, sur 2 centimètres
1/2 de large. Autour de cette croûte, au niveau du front, des
lèvres, du menton et sur le cuir chevelu, siègent quelques
autres croûtes de dimensions plus restreintes, mais d'un
aspect non moins typique, à tel point qu'à un premier examen
on n'hésite pas à porter le diagnostic de Rupia syphilitique.

Au niveau des organes génitaux et de la zone péri-génitale,
quelques papules. On remarque à la face cutané de la grande
lèvre gauche une grosse plaque indurée et hypertrophique.

L'examen du col dénote un certain degré de métrite. Au
niveau de l'aine on ne perçoit pas nettement d'engorgement
ganglionnaire.

Deux ou trois jours après le premier examen, les croûtes de
la face, ramollies par des cataplasmes et des lavages tièdes,
tombent, et la grosse croûte hypertrophique fait place à une
énorme papule squameuse dont la première apparence en
avait imposé pour du Rupia.

En résumé, éruption de tubercules crustacés sur le cuir
chevelu et la face (dont certains ont pris un volume extra-
ordinaire), chez une jeune fille de vingt et un ans faisant
remonter le début des accidents spécifiques à un ictère apparu
au mois d'août 1900. Comme il s'agit d'une syphilis de date
récente, l'ictère n'a été très certainement qu'un ictère secondaire, ictère bénin, coïncidant avec la roséole, ou consécutif à
cette dernière, et qui par conséquent se serait produit deux
ou trois mois après l'accident inital. La méconnaissance de

la nature des premiers accidents, probablement aussi la mauvaise hygiène de la malade, et un état diathésique concomitant (acné, séborrhée), ont facilité l'apparition rapide et l'évolution des accidents actuels qu'elle accuse. C'est bien là un cas typique, non seulement de syphilis ignorée, mais encore de syphilis grave précoce. De par leur date d'apparition, les accidents accusés se rattachent à la période secondaire, au tertiarisme d'autre part, en raison de leur nature et de leur gravité.

Si les dires de la malade sont exacts, — et ce détail aurait son importance dans cette thèse, — quatre ou cinq médecins consultés pour l'affection du cuir chevelu, méconnaissant la syphilis, auraient diagnostiqué la teigne !

L'état général de cette malade, qui est encore à l'hôpital, est satisfaisant. Elle a reçu 2 piqûres de calomel, et actuellement elle suit un traitement ioduré, les doses prescrites étant de 3 à 4 cuillerées par jour, soit 1 gr. 50 par cuillerée. Elle subit également des frictions à l'onguent napolitain, pour des douleurs accusées à la cuisse gauche. Localement, les tubercules du visage sont en voie de cicatrisation. Janvier 1900.

Observation II

(INÉDITE)

X..., dix-neuf ans, profession employé dans un cinématographe, entre à l'hôpital fin novembre. Le malade se présente dans le courant d'octobre 1900, chez M. le professeur Brousse, porteur au niveau de la partie postérieure des mollets d'ulcérations assez vastes, coïncidant avec des cicatrices arrondies pigmentées, siégeant au niveau des cuisses, et présentant également une apparence suspecte.

Le malade nie tout antécédent syphilitique.

A son entrée à l'hôpital, après un examen minutieux, l'interne du service découvre, au niveau de la lèvre supérieure, une cicatrice suspecte. Le malade reconnaît alors qu'il a eu « un bouton », et qu'à plusieurs reprises il a subi des traitements dépuratifs pour des accidents cutanés.

Traité par des injections de calomel et des applications d'emplâtre de Vigo, le malade guérit en moins d'un mois.

Malgré ses lacunes, cette observation est intéressante à plusieurs points de vue. On peut tout d'abord en tirer cet enseignement pratique, à savoir que, en présence de lésions de nature douteuse, alors même que le malade nie formellement tout antécédent syphilitique, on ne saurait trop suspecter la vérole. Dans les cas de cet ordre, et particulièrement chez les femmes, on se heurte parfois aux dénégations les plus absolues. De l'aveu des spécialistes les plus expérimentés, il est certaines femmes, entachées de syphilis, et qui, conscientes de leur état, ne consentent jamais à avouer la vérole à leur médecin. Pour employer une expression, qui leur est familière en pareil cas, « elles se feraient couper en morceaux », plutôt que d'en convenir.

En dépit de cette obstination à nier la vérole, le médecin doit toujours partir de ce principe que « sa compétence professionnelle demeure au-dessus des allégations du malade.

Le principal intérêt de l'observation qui nous occupe réside en ce que, exposée à rester méconnue, elle rentre comme la précédente dans le cadre des syphilis graves précoces. Jeune, anémique, adonné à un travail nocturne, le sujet qui fait l'objet de cette observation a réalisé en moins d'un an, après l'apparition de l'accident initial, des syphilides cutanées tertiaires. Or, dans les syphilis a évolution normale, si l'on s'en rapporte au témoignage des auteurs récents, tels que MM. Mauriac et Jullien, ce n'est environ que la quatrième année après le chancre que surgissent les accidents du tertiarisme.

Voici maintenant deux observations de syphilis tertiaires ignorées et *méconnues*. Dans ces deux cas, le diagnostic de syphilis porté à l'hôpital par M. le professeur Brousse, a été rapidement confirmé par l'application du traitement spécifique.

Observation III

(INÉDITE)

(Recueillie par le Dr CABROL)

Ulcère syphilitique des jambes chez une variqueuse

Mme V..., trente-neuf ans, ménagère à Montpellier.

Antécédents héréditaires.— Au point de vue spécifique, la malade ne peut fournir aucun renseignement sur son hérédité.

Antécédents personnels.—Elle nie toute atteinte spécifique personnelle. Une contamination directe de la part de son mari serait passée inaperçue pour elle. Peut-être sommes-nous en présence d'une syphilis conceptionnelle ?La malade se souvient d'avoir éprouvé antérieurement de violentes céphalées.

Le 26 octobre 1899, Mme V... se présente à la consultation gratuite pour des ulcérations localisées aux jambes. Disons tout de suite que l'intérêt de ce cas pathologique réside dans la présence de varices très accentuées.

Pendant près d'un an, les lésions ont été considérées comme étant de nature variqueuse. Toutes les tentatives thérapeutiques faites dans ce sens sont demeurées sans résultat.

M. Brousse porte alors le diagnostic d'ulcères syphilitiques, bien que les renseignements fournis par la malade soient plutôt de nature à le faire rejeter.

Les lésions que présente cette femme sont arrondies, taillées à l'emporte-pièce, les bords en sont très nettement accusés, taillés à pic, le fond recouvert d'un enduit séro-purulent qui, par places, forme des croûtelles brunâtres. On remarque aussi un certain nombre d'anciennes ulcérations. Ces cicatrices sont caractéristiques. Elles sont arrondies, circinées, entourées d'une aréole pigmentaire, tandis que leur centre présente une coloration plus pâle. On observe aussi par places quelques zones rougeâtres, molles au toucher, dues à la présence de gommes sous-cutanées et intra-musculaires en voie de ramollissement.

Il semble que les varices doivent être considérées comme la cause prédisposante des lésions actuelles, dont la nature est certainement syphilitique. Le diagnostic est, du reste, pleinement confirmé par l'amélioration rapidement produite par l'administration du sirop de Gibert, dont l'action curative générale est complétée par des applications locales d'iodoforme d'abord, puis d'emplâtre de Vigo.

Dès le 9 novembre, c'est-à-dire au bout de deux semaines de traitement, la marche vers la cicatrisation est très accentuée. Une gomme en voie de ramollissement est arrêtée dans son processus de fonte.

Ignorée de la malade, méconnue par les médecins, cette syphilis, diagnostiquée à la période tertiaire, présente un intérêt clinique tout particulier. L'enseignement pratique qu'on peut en tirer est que, « dans les cas d'ulcères des jambes analogues à ceux de cette femme, il est bon de négliger complètement l'interrogatoire s'il est négatif au point de vue spécifique, et d'appuyer le diagnostic surtout d'après l'examen objectif des lésions. Aussi bien le traitement spécifique servira de pierre de touche.

Observation IV
(INÉDITE)

Barthélemy R..., quarante-cinq ans, mécanicien des paquebots (?)

Entré à l'hôpital le 10 novembre 1900.

Antécédents héréditaires. — Rien de particulier.

Antécédents personnels. — A eu les fièvres (paludisme ?) En 1892, entre à la clinique de M. le professeur Truc pour des lésions des deux yeux, dont l'un est complètement perdu au point de vue fonctionnel. Le malade, interrogé à cette époque sur ses antécédents vénériens, prétend avoir nié tout accident primitif ou secondaire de syphilis. Pendant son séjour à la clinique ophtalmologique, on l'aurait envoyé passer quelques jours à l'hôpital suburbain (service ?) pour une grosseur des amygdales dont la cause lui fut inconnue.

Actuellement, le malade nie catégoriquement tout antécédent blennorrhagique ou syphilitique. Il n'aurait eu ni chancre, ni éruption, ni céphalées ; en un mot, pas le moindre symptôme spécifique, à l'exception, toutefois, de la tuméfaction des amygdales ci-dessus mentionnée.

Le début de l'affection actuelle remonterait au mois de mai. Le malade aurait eu, à cette époque, un bouton d'acné (!) du volume d'un pois qui suppura, en laissant une cicatrice imparfaite, et qui ne guérit jamais complètement. Telle serait, d'après les dires du malade, l'origine du mal qui motive son séjour dans le service. Cependant, les lésions actuelles ne remonteraient exactement qu'au 10 octobre, et se seraient manifestées sous forme de rougeur diffuse localisée à la joue gauche. Quelques jours auparavant, le malade aurait fait une chute sur le flanc gauche. Cette chute motiva son entrée à l'hôpital de Cette, et c'est à ce moment qu'apparurent les manifestations cutanées que le malade présente actuellement.

Examen objectif. — La joue gauche, sur une étendue de 3 ou 4 centimètres, à partir du sillon naso-labial, le nez tout entier et une légère portion de tissu bordant le côté interne de la joue droite, présentent une rougeur diffuse avec de l'infiltration des tissus et de l'œdème inflammatoire. A la limite même de cette rougeur, se dessine un léger bourrelet saillant qui rappelle le bourrelet de l'érysipèle. Sur cette vaste surface rouge, se trouvent des ulcérations nombreuses espacées de quelques millimètres à 1 centimètre. Les bords en sont taillés à pic. Le fond jaunâtre, purulent, tache rapidement les pansements. Chacune de ces ulcérations arrondies mesure de quelques millimètres à 1 centimètre au plus de diamètre. Quelques-unes, cependant, n'ont pas un contour nettement cyclique, et de leurs pourtours se dégagent des fissures de 3 à 4 millimètres à forme ulcérée et à fond jaunâtre. Certaines de ces ulcérations arrivent à se fusionner en formant un placard purulent, mesurant plus d'un centimètre de diamètre.

La verge ne présente aucune trace d'ulcérations antérieures. L'examen de la bouche ne dénote ni plaques, ni ulcérations.

Rien à signaler du côté des autres appareils.

Si l'on néglige le bouton apparu au mois de mai dernier, on peut dire que l'évolution de la lésion actuelle, dont le début remonte environ à un mois, s'est effectué d'une façon assez rapide.

Cette lésion ne présente ni l'aspect de l'érysipèle ulcéré, ni celui de la morve, dont le tableau est incomplet, et pas davantage celui du lupus, dont la marche est plus torpide. D'autre part, sur la seule apparence des lésions, il est difficile d'affirmer nettement l'existence de la syphilis. Le malade la nie, et des symptômes concomitants ou antérieurs propres à la faire supposer n'existent pas.

On s'arrête à l'hypothèse d'une infection streptococcique ou staphylococcique, et l'on porte le diagnostic provisoire de Dermite suppurée.

L'affection est traitée par des compresses et des pulvérisations boriquées. Au cours de ce traitement, pendant une quinzaine de jours, la lésion semble s'amender. Mais ce n'est la qu'une apparence. Alors, en présence de la persistance de cet état local, on essaie d'un traitement par les injections de calomel à la dose de 5 centigrammes. Sous l'influence de ce traitement, une amélioration des plus rapides se produit, une cicatrisation uniforme succède aux ulcérations, et, chose typique, des parties infiltrées, œdémateuses, s'affaissent et recouvrent tout aussi rapidement leur aspect naturel. Cette transformation, vraiment remarquable et bien significative, est obtenue dès la deuxième injection de calomel ! Le malade, dès lors, considéré comme syphilitique, quitte l'hôpital le 27 décembre, bien décidé à continuer à Cette le traitement spécifique commencé à Montpellier.

Ici encore, ainsi qu'il arrive dans un bon nombre de cas de syphilis ignorée, c'est également le traitement qui a servi de pierre de touche au diagnostic. Les cas sont nombreux, fort heureusement, où l'institution du traitement antisyphilitique permet d'enrayer dans de très notables proportions, et d'une façon rapide, des accidents déjà très accusés de la période tertiaire ; malheureusement il en existe où, malgré une médication opportune, il est impossible d'enrayer d'une façon radicale des accidents tertiaires en cours d'évolution. A ce sujet, les deux observations qui vont suivre ne laissent de présenter un puissant intérêt :

Observation V

(INÉDITE)

Syphilis tertiaire maligne

Marie A..., trente-neuf ans.

Antécédents. — Rien à signaler dans les antécédents héréditaires ou personnels de la malade, trois enfants. Pas d'avortement.

Le début de la maladie est passé inaperçu. La malade n'accuse aucun chancre. Aucune écorchure, soit aux organes génitaux, soit ailleurs, n'a attiré son attention. Seulement, au mois de juin 1900, elle a éprouvé des violents maux de tête et des douleurs d'oreille, à prédominance nocturne et s'exacerbant à ce moment-là. Aucun traitement spécifique n'intervient pour réprimer cette céphalée violente. A quelque temps de là, surviennent des maux de gorge, de la dysphagie, et la malade accuse la sensation d'une petite tumeur qui se développerait au niveau du pharynx. Cette sensation éveille son attention et ses craintes. La malade se rend alors à la consultation de M. le professeur Brousse, et, sur ses conseils, entre à l'hôpital le 12 juillet 1900. Examinée à cette époque, elle présente, en arrière du pilier postérieur gauche, une ulcération jaunâtre, large comme une pièce de 50 centimes, avec des bords rouges et infiltrés. On procède à des attouchements à la teinture d'iode au niveau de la gomme ulcérée du pharynx. Traitement interne : injections d'huile grise, iodure à la dose de 2 grammes.

Au bout de quinze jours, la malade, se sentant beaucoup mieux, demande à sortir de l'hôpital ; mais à la fin du mois une récidive se produit qui nécessite son retour dans le service.

On reprend alors les injections d'huile grise, et la gomme guérit assez rapidement. A cette époque l'iodure à faible dose est mal toléré. On le suspend et on continue les injections d'huile grise. En dépit du traitement mercuriel, une éruption survenue au niveau des chevilles et des jambes ne tarde pas à se généraliser. Mais l'état général de la malade est plutôt satisfaisant. Elle n'accuse aucun trouble du côté du cœur, du poumon ou du rein, pas de phénomènes nerveux, rien du côté des organes génito-urinaires ; le facies de la malade est pâle, amaigri, anémié.

Survient la poussée de syphilides pustuleuses qui se généralise. Les jambes, les bras, l'épaule gauche se recouvrent de pustules echtymateuses dont plusieurs se phagédénisent et se transforment en ulcération très étendues.

Les premières en date des lésions echtymateuses présentent une pigmentation brunâtre d'une étendue variant de la dimension d'une pièce de 50 centimes à un franc ; d'autres sont recouvertes d'une croûte mince un peu déprimée. Les plus jeunes sont de consistance pâteuse ; elles siègent sur des espaces de tissus infiltrés sur une assez vaste étendue. Quelques-unes, dont la croûte est enlevée, présentent une ulcération superficielle qui siège sur un tissu brun, également infiltré. Au niveau de l'angle postéro-inférieur de l'omaplate gauche s'étend une large ulcération à tendance nettement phagédénique. L'un des bords de l'ulcération demeure stationnaire, l'autre présente une marche envahissante, de telle sorte que la plaie dessine un aspect réniforme.

En outre, une irido-choroïdite de l'œil gauche s'est déclarée, qui malgré les soins les plus minutieux aboutit à la perte complète de la vision. L'état général de la malade s'altère alors profondément. On suspend le traitement mercuriel et on fait à la malade des injections de sérum artificiel. On reprend ensuite les injections d'huile grise, en même temps qu'on panse les ulcérations à la pommade d'iodoforme, en surveillant rigoureusement l'antisepsie.

Une amélioration notable ne tarde pas à se produire. — Soumise à l'iodure aux doses quotidiennes de 3, 4, 5, et 6 grammes, la malade présente une tendance très marquée vers la guérison. L'iritis guérit en laissant des synéchies ; la vision du côté de l'œil malade est complètement abolie.

Observation VI

(INÉDITE)

Syphilis tertiaire maligne

Albine D..., cinquante-huit ans.

Antécédents héréditaires. — Néant.

Antécédents personnels. — A eu il y a une douzaine d'années, et à des intervalles de deux ou trois ans, trois avortements. Chacun d'eux suivi ou précédé d'un accouchement à terme. Le mari de cette femme est mort depuis deux ans. Il était atteint de phtisie pulmonaire et aurait présenté des accidents d'alcoolisme, et vraisemblablement aussi de syphilis.

Entrée à l'hôpital le 16 juillet 1900, la malade déclare n'avoir pas remarqué antérieurement de boutons suspects. Deux ans auparavant elle aurait eu de violents maux de tête à prédominance nocturne. Elle ne sait à quelle cause en attribuer l'origine. — La première manifestation a été un ulcère chancriforme de la lèvre inférieure, survenu à la fin du mois de mai 1900, et précédé encore, quelque temps auparavant, de nouvelles céphalées nocturnes.

A l'ulcère chancriforme ont succédé des douleurs dans les jambes, principalement dans les articulations, et dans les muscles aussi. Peut-être y a-t-il eu de la périostite ?

Au moment de son entrée à l'hôpital, la malade présente, en outre de son ulcération chancriforme de la lèvre inférieure, une éruption papulo-tuberculeuse disséminée sur la face et sur le tronc. Cependant l'état général est encore satisfaisant. Rien à signaler du côté des fonctions digestives ou des autres appareils. Le teint de la malade est pâle, sa figure amaigrie, anémiée.

Sous l'influence des injections de calomel et du traitement ioduré, l'ulcération de la lèvre, pansée avec la pommade au calomel ne tarde pas à guérir. Les tubercules de la face guérissent également, mais, comme dans le cas pécédent, l'iodure à faible dose est mal toléré.

Cependant, sur toutes les autres parties du corps, et tout particulièrement sur les membres supérieurs et inférieurs droits, les papules et tubercules syphilitiques présentent une marche envahissante. Par places, l'éruption revêt un caractère pustulo-ulcéreux. Suivant l'âge ou la date des lésions on aperçoit, par endroits, des cicatrices brunâtres ; d'autres, recouvertes de croûtes minces sont entourées d'un anneau de tissu infiltré, certaines plaques echtymateuses se présentent dépouillées de leurs croûtes, érodées, ulcéreuses et saignant facilement.

L'état général s'altère, la malade s'achemine vers un état voisin de la cachexie. On ne peut continuer l'iodure, et les piqûres de calomel sont abandonnées, on a recours à un traitement tonique.

Aux environs du 15 novembre, la malade attire l'attention sur son nez qui est devenu rouge, présente de la tuméfaction, sécrète d'une façon assez abondante. Cet état local ne tarde pas à s'aggraver : la sécrétion devient plus abondante et il se produit alors un effondrement de la sous-cloison, de la partie inférieure de la cloison et des cartilages latéraux des ailes du nez ; l'écoulement sanieux est très abondant et dégage l'odeur fétide de l'ozène.

Tout comme sur certains points du derme cutané, il s'est produit du côté des cartilages du nez des phénomènes de fonte tuberculeuse qui ont abouti, à un moment donné, à la destruction d'une partie du squelette nasal.

En présence de cette grave complication, on a recours à

l'administration de l'iodure à haute dose (3 à 6 gr.), et à des lavages antiseptiques des narines.

La malade entre alors dans une voie d'amélioration notable. Dans le courant du mois de décembre, M. le professeur Hédon procède à un examen local des fosses nasales et de la bouche, et constate la destruction de la cloison, de la sous-cloison et des cornets. De l'orifice extérieur des narines au vomer, la cavité des fosses nasales présente un véritable cloaque. La voûte palatine présente une certaine tendance à l'affaissement.

Les deux observations qui précèdent ne sont pas sans présenter de remarquables analogies. Elles ont trait toutes les deux à des femmes de même âge, appartenant vraisemblablement au même milieu social. Dans les deux cas, la syphilis a évolué jusqu'à la période tertiaire sans éveiller le moindre soupçon de la part des malades. Sous l'influence du mercure et de l'iodure, les premiers accidents gommeux nettement localisés n'ont pas tardé à rétrocéder. Survient la poussée éruptive (papules , papulo-pustules , tubercules , echtyma syphilitique), alors dans l'un et l'autre cas surgissent des complications graves (phagédénisme , irido-choroïdite, destruction du squelette nasal). Altération de l'état général. Même analogie dans l'évolution des accidents, même analogie dans la façon dont le traitement est supporté par les malades.

Dans les deux cas, les accidents gommeux du début sont enrayés par les médications iodo-hydrargyrique ; mais déjà, à cette époque, l'iodure à faible dose est mal toléré par les malades.

Dans les deux cas, la médication par le mercure est impuissante à retarder ou à enrayer l'apparition et l'évolution des accidents graves ci-dessus relatés.

Mal toléré à dose ordinaire, l'iodure à dose quotidienne de

3 à 5 ou 6 grammes par jour donne des résultats satisfaisants.

A propos de notre seconde malade, il n'est pas sans intérêt de rappeler ici deux observations de syphilis ignorées, qui se traduisirent toutes deux par des pertes de substance extrêmement considérable.

« Besnier a écrit l'histoire d'une femme atteinte de syphilis ignorée qui entra à Saint-Louis, la face décharnée, le squelette du nez et de la bouche presque entièrement détruit.

» Plus anciennement, un savant professeur de notre École, Delpech, a décrit un cas où le phagédénisme tertiaire fut encore plus terrible ; il y eut destruction du palais, de la voûte palatine, des os du nez, même d'une partie des os de la tête (sphénoïde, portion du coronal et angle basilaire de l'occipital (1) ».

TERTIARISME. — MÉPRISES CHIRURGICALES. — Tout comme le chancre induré à siège extra-génital, mais vraisemblablement d'une façon plus fréquente encore, l'ulcère gommeux syphilitique expose parfois les malades à subir des interventions chirurgicales. On sait, en effet, combien il est commun dans nos services hospitaliers, en l'absence de renseignements précis de la part du malade, de laisser le diagnostic évoluer entre la syphilis, d'une part, et la tuberculose, le néoplasme malin, ou toute autre affection à caractères imprécis, d'autre part.

Dans l'album iconographique de l'hôpital Saint-Louis, M. Feulard a fait précéder une planche, reproduisant de vastes ulcérations gommeuses de la cuisse, d'une observation extrêmement intéressante à cet égard. La relation de ce cas a été faite en 1891, dans le Bulletin de la Société française de

---

(1) Brousse, *Syphilides malignes précoces*. Montpellier, 1894, p. 22.

Dermatologie et de Syphiligraphie, sous le titre de : « *Syphilis ignorée et méconnue* : vaste tumeur gommeuse de la cuisse datant de deux ans et guérie en deux mois par le traitement spécifique. En décembre 1897, Mlle Levin, dans sa thèse inaugurale, a reproduit cette observation.

Qu'il me suffise d'extraire de cette relation quelques lignes qui me paraissent d'un intérêt particulièrement suggestif pour le praticien.

...« Atteint d'une énorme tumeur gommeuse, dont la nature n'a pas été reconnue, on lui en a proposé l'amputation dans l'hôpital où il était entré d'abord, et peu s'en est fallu que l'opération n'ait été faite...» et M. Feulard ajoute : « Je proteste à l'avance, ai-je besoin de le dire, contre toute intention de malignité qu'on pourrait attribuer à ce récit ; en matière de de syphilis, *les erreurs de diagnostic entraînant une intervention ne sont pas rares ;* quelques-unes sont rapportées dans les traités classiques. Je vous rappelerai seulement, à cause de sa ressemblance avec le cas actuel, le fait rapporté par M. Le Dentu, au Congrès de 1889, et relatif à un de nos confrères, à qui trois médecins de la Faculté avaient conseillé l'amputation de la jambe pour un sarcome suppuré, et qui guérit avec le traitement spécifique.

» Puisque de pareilles erreurs peuvent être commises par les cliniciens les plus expérimentés, il y a donc intérêt à connaître des faits de ce genre ; car, qui est assuré de ne jamais commettre une erreur de diagnostic (1) ? »

Entre autres cas, je citerai encore celui d'une vaste ulcération syphilitique du bras, prise pour un sarcome ulcéré et qui fut guérie par trois injections de calomel. Ce cas fut

----

(1) Feulard, *Bulletin de la Société de Dermatologie et de Syphiligraphie,* 1891, p. 34.

présenté par M. Piqué à la Société de chirurgie, le 3 janvier
1899. Enfin, l'apparition d'accident tertiaire à très longue
échéance, après le début des chancres, est encore une cause
appréciable d'erreurs de diagnostic, exposant le malade à une
intervention inutile. Je n'en veux pour preuve que l'observation ci-dessous reproduite et que j'emprunte à la thèse de
M. Collard : *Sur les grands entr'actes de la syphilis*, 1898.

OBSERVATION XI

(Fournier. — Les étapes ultimes de la syphilis (*Bull. médical*, 1894).

Syphilide ulcéreuse apparue cinquante et un ans après le début de la syphilis

Il s'agissait d'une syphilide tuberculo-ulcéreuse, affectant
la lèvre supérieure et le menton. Cette lésion avait été prise
pour un épithélioma par un chirurgien qui avait proposé de
l'enlever, et un rendez-vous avait même été fixé pour l'opération, quand un scrupule arrêta le médecin habituel du
malade qui me manda en consultation. Je crus reconnaître
non un épithélioma, mais, en *dépit de l'ancienneté de la
syphilis*, une syphilide ulcéreuse. De l'iodure de potassium
fut prescrit à bonnes doses, et, trois semaines plus tard, il ne
restait qu'une cicatrice de la lésion.

CHAPITRE III

―――

SYPHILIS IGNORÉE HÉRÉDITAIRE
A MANIFESTATIONS TARDIVES

Au cours des pages qui précèdent, nous avons étudié la syphilis ignorée en tant que syphilis acquise. Mais tout aussi fréquemment que cette dernière, plus souvent peut-être, la syphilis héréditaire à manifestations tardives est exposée à demeurer ignorée ou méconnue, et cela, en raison même de son origine. A ce titre, il nous a paru intéressant de résumer ou de reproduire quelques observations relatives aux syphilis de cet ordre. Nous ferons précéder ces relations, empruntées aux sources les plus autorisées, de quelques considérations rapides, dont l'exposé, nous semble-t-il, trouve sa place à la fin de cette étude sur la syphilis ignorée ou méconnue.

En général, la principale objection que l'on oppose aux cas de syphilis, dits syphilis héréditaire à manifestations tardives, est la suivante : les accidents tardifs de la vérole, considérés comme des manifestations relevant d'une hérédité spécifique ne seraient-ils point, en réalité, la conséquence d'une contamination passée inaperçue. Vraiment, n'est-ce pas excéder le rôle de l'hérédité dans la transmission des diathèses que de le faire intervenir dans des cas où l'âge des malades, la date d'apparition des lésions justifient amplement toute présomption en faveur d'une infection acquise?

Certes, l'objection est fondée, et nous sommes tout disposés à convenir qu'en présence d'un sujet appartenant à la seconde enfance, à l'âge adulte, voire même et surtout à une étape déjà avancée de l'âge mûr, un doute subsiste toujours sur la nature étiologique de l'infection, et cela, alors même que les signes tirés de l'examen objectif ou de l'anamnèse forment un faisceau de preuves appréciables en faveur d'une hérédité spécifique.

Aussi bien, nous n'avons pas qualité pour intervenir dans le débat qui divise les syphiliographes, les uns qualifiant la syphilis héréditaire à manifestations tardives « de conception théorique, illusoire », les autres reconnaissant qu'en principe rien n'est plus logique, trouvant naturel que la syphilis héréditaire puisse faire ce que réalise la syphilis acquise, mais demandant des preuves pour y croire et de bonnes preuves, en nombre suffisant (1). Contentons-nous seulement de satisfaire, dans une certaine mesure, aux *desiderata* de ces praticiens, en reproduisant certaines observations qui, dans tous les cas, appartiennent à l'étude de la syphilis ignorée. On y retrouvera « *telles de ces particularités révélatrices* » de la syphilis héréditaire dont parle M. Fournier, avec cette réserve toutefois « qu'aucune de ces particularités n'est en soi pathognomonique, dans le sens strict qu'il convient d'attacher à ce mot. »

OBSERVATIONS

Parmi les quatre-vingt-six observations (relations abrégées ou publiées *in extenso*) réunies dans la thèse inaugurale de M. le professeur Augagneur, nous relevons cinq cas de syphilis

---

(1) Fournier, *Syph lis héréditaire tardive*, p. 5.

ignorée ou méconnue, dont nous donnons ici une relation résumée.

Observation 66 (Bouchard).

J..., homme, soixante-huit ans.

Symptômes présentés par le malade : Pendant la vie des symptômes fébriles et typhiques font soupçonner une fièvre typhoïde ; puis, plus tard, on crut à une granulie, et, en dernier lieu, des attaques épileptiformes font songer à l'urémie et à la méningite.

Terminaison : Mort dans le coma. Autopsie : Gommes de la voûte du crâne et du sternum, lésion pulmonaire non syphilitique. Lésions des reins.

Histoire de la famille : Inconnue. Le *diagnostic* n'a été fait qu'après la mort, il repose sur l'absence complète des signes d'une infection antérieure.

Observation 74 (Laskewitsch)

F..., dix-huit ans.

Symptômes présentés par la malade : A douze ans, douleurs ostéocopes, tuméfaction de la partie inférieure des tibias, puis une suppuration de la même région. Gommes des côtes, des clavicules, et une hyperostose de l'extrémité inférieure du fémur droit. Adénopathie.

Terminaison : Les *antistrumeux* sont employés sans aucun résultat pendant de longues années. Les spécifiques amènent la guérison très rapidement.

État de la famille : La mère raconte que le père de cette jeune fille avait eu une syphilis des mieux caractérisées.

L'indication donnée par le traitement vient à l'appui de ce

fait que, dans les cas de ce genre (ostéo-périostite), le diagnostic de scrofule se substitue presque invariablement au diagnostic de syphilis héréditaire (1) ».

OBSERVATION 14 et 14 *bis* (Ricord)

Homme, quarante ans, et homme quarante-quatre ans.

Ces deux malades, deux frères, présentaient des lésions naso-pharyngiennes : « Ils n'avouèrent, dit Ricord, aucun antécédent syphilitique, quoiqu'ils aient été gens plus enclins à se vanter d'avoir eu la vérole, qu'à en nier l'acquisition. »

Si l'on admet la possibilité d'une transmission spécifique héréditaire tardive, malgré la rareté du cas, il n'est pas étonnant de voir certains sujets réaliser des accidents syphilitiques quarante ans après leur naissance, quand d'autres accusent du tertiarisme quarante ans (cas de Maurice Reynaud), cinquante-huit ans (cas de Fournier), soixante ans (cas de Ricord), après l'accident initial !

OBSERVATION 81 (Augagneur)

(*Résumée*)

P... (Joseph), trente et un ans.

Antécédents héréditaires. — Le père s'est toujours bien porté. La mère, également douée d'une bonne santé, contracte la syphilis d'un nourrisson qu'elle allaitait. Elle eut successivement trois enfants qui moururent à leur naissance. Un quatrième enfant, né en 1848, cinq ans après l'infection de la mère, fait le sujet de cette observation. A sa naissance, il est petit, malingre, et porte quelques boutons sur le dos.

Fournier. *Syph. héréd. tardive*, p. 13.

Il n'offrit rien d'appréciable pendant son enfance. Il y a
cinq ans, le malade commença à éprouver une céphalalgie
presque constante à exacerbation nocturne. Des douleurs pon-
gitives survinrent sur le trajet des tibias. La crête de ces os
vint à se tuméfier, la peau devint rouge à leur surface. Un
grand nombre de médecins, consultés à cette époque, considé-
rèrent la lésion comme étant de nature rhumatismale. Le
malade employa alors des liniments calmants et des frictions
de toutes espèces. Il prit du salicylate de soude, des alca-
lins, etc.; pendant deux années il alla aux eaux d'Aix; au
retour, les douleurs et la tuméfaction avaient peut-être aug-
menté plutôt que diminué.

Au moment de l'examen actuel, le malade accuse toujours
une céphalée constante à prédominance nocturne.

Les deux tibias sont tuméfiés, la peau est tendue, un peu
rouge, non adhérente. La palpation réveille une douleur assez
vive. Pas de ganglions dans l'aine; la douleur s'accuse quand
le malade fait une marche un peu prolongée.

Le malade répond très franchement aux questions qu'on
lui pose sur ses antécédents personnels. Il n'a jamais eu
d'affection vénérienne. Marié depuis six ans, sa femme et ses
enfants, examinés, se portent très bien. Sur le malade, aucune
trace d'accidents antérieurs. Aucun signe objectif d'hérédité
spécifique.

Sous l'influence du traitement ioduré, le malade guérit
rapidement.

Observation

(INÉDITE)

(Communiquée par M. le professeur Brousse, recueillie par le
Dr Cabrol, aide de clinique.)

R... (Louise), seize ans, sans profession.

Le 16 novembre, se présente à la consultation gratuite de l'hôpital général une jeune fille de seize ans qui accuse des céphalées très vives par moments, horriblement douloureuses, remontant à six semaines, et qui auraient succédé à une scapulalgie intense. Ces céphalées, surtout accentuées le soir, empêchent la malade de dormir, et provoquent, de sa part, des crises et des gémissements continuels.

Quelques jours après le début des céphalées nocturnes, ont apparu deux exostoses frontales. Ces renseignements, fournis par la mère de la malade, font immédiatement songer à la syphilis. Il s'agit d'en déterminer la nature.

La malade n'a présenté à aucune époque des symptômes de syphilis secondaire, la présence d'adénite ne constituant pas un argument décisif en faveur de la syphilis, car l'hypertrophie ganglionnaire a été signalée par divers auteurs (notamment par le professeur Fournier) dans le *Tertiarisme*. D'ailleurs, l'examen direct nous fournit un tableau suffisamment caractéristique de syphilis héréditaire : L'aspect général de la malade est plutôt débile ; ses règles, après avoir donné au début un sang peu abondant et pâle, ont disparu depuis deux mois. On observe aussi un certain nombre de malformations et de difformités acquises du squelette. Outre les exostoses frontales d'apparition récente, le nez présente un écrasement très marqué a la base. — La triade d'Hutchinson n'est pas complète. — La malade est traitée, depuis l'âge de sept ans, pour des lésions oculaires. Il existe aussi des opacités cornéennes, mais les troubles que l'on peut observer de ce côté doivent être rapportés (suivant M. le professeur Truc) à une « ophtalmie granuleuse ancienne ».

En ce qui concerne l'appareil auditif, les lésions sont plus caractéristiques. M. le professeur Hédon a trouvé du côté gauche une perforation du tympan due à une otite suppurée ancienne, du côté droit de la sclérose du tympan. De plus, la malade accuse de la surdité. — Du côté du système dentaire, pas de dystrophie, ni de vice d'implantation bien nets. — Signalons enfin un retard, pas très exagéré sans doute, mais cependant sensible, du développement psychique de la malade.

A ces stigmates, s'ajoutent un certain nombre de commémoratifs permettant de diagnostiquer une syphilis héréditaire. Le père a eu la syphilis qu'il a communiqué à sa *première femme* : un enfant naquit et mourut au bout de quelque temps « couvert de mal » (Pemphigus, etc.). *La mère de la malade* n'a jamais présenté de symptômes de spécificité.

A noter dans les deux observations qui précèdent la présence et la persistance des douleurs de tête, douleurs violentes, à prédominance nocturne, et qui justifient bien le mot de Ricord : « Tenez pour suspect un mal de tête qui dure, cela sent la vérole. »

Citons encore, et ce sera le dernier, un cas de syphilis héréditaire tardive diagnostiqué par M. Parrot et relaté par Fournier. L'éminent pédiatre, « mandé auprès d'un enfant sur lequel il reconnaît la syphilis héréditaire, interroge le père qui se récrie, et récuse tout antécédent syphilitique, puis qui spontanément, la consultation terminée, vient réclamer un conseil pour lui, au sujet d'un mal de gorge dont il souffre depuis un certain temps. On l'examine, et que trouve-t-on dans sa gorge? quatre superbes plaques muqueuses. »

Tant il est vrai « qu'il est des gens en plus grand nombre qu'on ne le pense qui ont la *vérole sans le savoir*, ou, ce qui revient au même, sans savoir que ce qu'ils ont est la vérole (1). »

Comme conclusion à cette étude, j'emprunte à la thèse de

---

(1) Fournier, *Syphilis héréditaire tardive*, p. 170.

M. Augagneur quelques lignes extraites d'une leçon de clinique de M. le professeur Bouchard.

Faisant part à ses élèves de l'incertitude où il avait toujours été au sujet du diagnostic de la syphilis héréditaire tardive, l'éminent praticien exprime ce regret:

« Ce qu'il y a de plus triste dans cette incertitude, ou mieux dans cette ignorance, c'est que, si le mal avait été reconnu, il eût vraisemblablement guéri. »

Mieux que tout autre commentaire, ces paroles du maître ne disent-elles pas la gravité du pronostic et l'importance du diagnostic précoce dans tous les cas de syphilis ignorée, j'entends aussi bien les syphilis acquises que la vérole héréditaire.

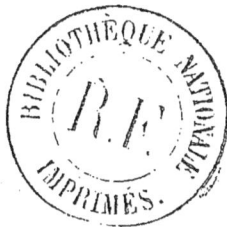

CONCLUSIONS

Plus fréquente dans les classes indigentes de la société que dans les milieux aisés, plus fréquente dans le sexe féminin que chez les hommes, la syphilis ignorée expose le malade, son entourage et sa descendance à des accidents qui peuvent atteindre un haut degré de gravité et même la mort.

Pour le malade, le principal danger de la syphilis ignorée, c'est celui de toute syphilis non traitée au début, à savoir: l'apparition des accidents parfois redoutables du tertiarisme, accidents qui, dans certains cas, apparaissent d'une façon hâtive ; l'existence d'une diathèse concomitante, les intoxications, le surmenage pouvant diminuer la résistance de l'organisme et faciliter le terrain aux ravages précoces du virus syphilitique.

Les dangers pour l'entourage sont ceux d'une contamination familiale toujours possible, souvent inévitable.

Pour la descendance, les avortements répétés, et certaines manifestations de la vérole héréditaire.

Enfin, la méconnaissance de certains accidents, en particulier les chancres extra-génitaux et les ulcérations tertiaires exposent les malades à subir des traitements locaux, souvent inutiles, voire même des interventions chirurgicales toujours regrettables.

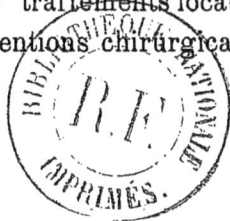

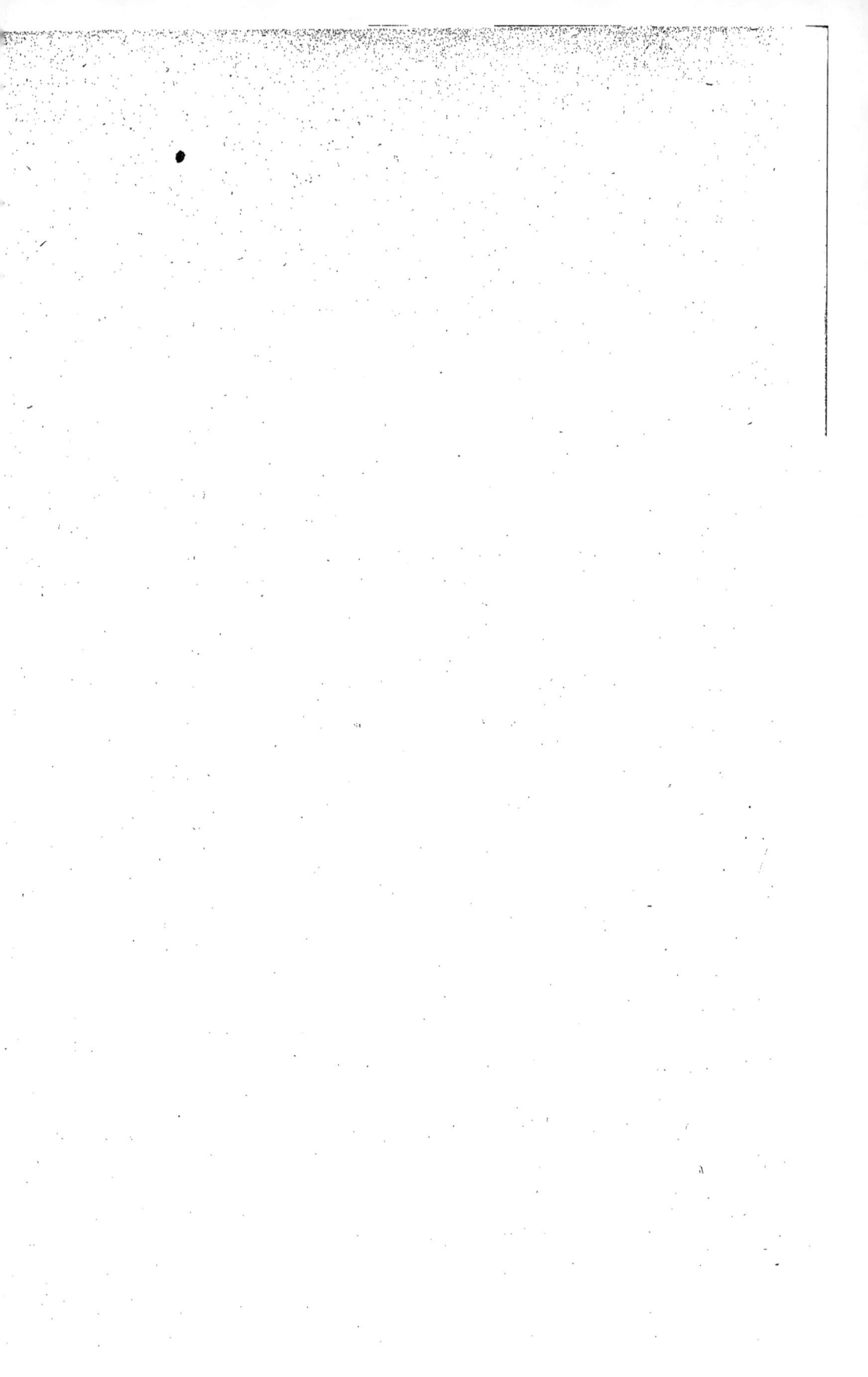

BIBLIOGRAPHIE

AUGAGNEUR. — Étude sur la syphilis héréditaire tardive (Thèse de Lyon, 1879).

BAUDOIN. — Contribution à l'étude des syphilis précoces (Thèse de Paris, 1889).

BESNIER. — Syphilis ignorée (Annales de Dermatologie et de Syphiligraphie. Paris, 1889).

BOUCHARD. — Leçons cliniques intercalées dans les leçons cliniques sur la syphilis par Cornil. Paris, 1879.

BROUSSE. — Syphilides malignes précoces. Montpellier, 1894.

BUCKLEY (Duncan). — Syphilis insontium in the innocent (Analytical bibliography).

BURET. — Des causes d'erreurs dans le diagnostic de la syphilis (Journal des maladies syphilitiques. Paris, 1891).

DU CASTEL. — Les chancres génitaux et extra-génitaux. Paris, 1895.

DELPECH. — Chirurgie clinique de Montpellier, observations tirées des travaux de chirurgie clinique de cette École. Paris-Montpellier, 1825-1828.

DIDAY. — Le péril vénérien dans les familles, 1881.

FEULARD. — Syphilis ignorées et méconnues (Bull. Société fr. de Dermat. et Syph., Paris, 1891).

FOURNIER. — Leçons sur la syphilis. Paris, 1898.
— Traité de la syphilis. Paris, 1898-99.
— Les chancres extra-génitaux. Paris, 1897.
— Médecine moderne, 1886.
— Syphilis héréditaire tardive. Paris, 1886.
— Les étapes ultimes de la syphilis (Bulletin médical, 1894).

GAREL. — De la dysphagie douloureuse prolongée de l'arrière-gorge comme signe permettant de diagnostiquer la syphilis (Cf. Presse médicale, 1898, n° 2).

Jumon. — Étude sur les syphilis ignorées (Thèse de Paris, 1880).

Levin. — La syphilis ignorée (Thèse de Paris, 1897).

Mauriac et Morel-Lavallée. — Cités par Fournier (Cf. Ch. extra-génitaux, p. 140).

Piqué. — Ulcération du bras prise pour un sarcome, guérie par le traitement spécifique (Comm. à la Société de chirurgie, 3 janvier 1899).

Sandjiak. — Revue de Laryngologie, Otologie et Rhinologie, juin 1889, n° 2 (Obs. de syph. méconnue).

Thiéry. — Des erreurs de diagnostic au point de vue de la syphilis (Presse médicale belge, 1855-56).

Verchère. — Congrès de Rome, 1895 (Annales de Dermat. et Syphiligraphie, 1895, p. 48).

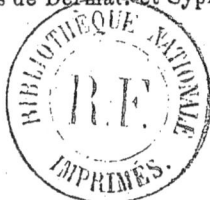

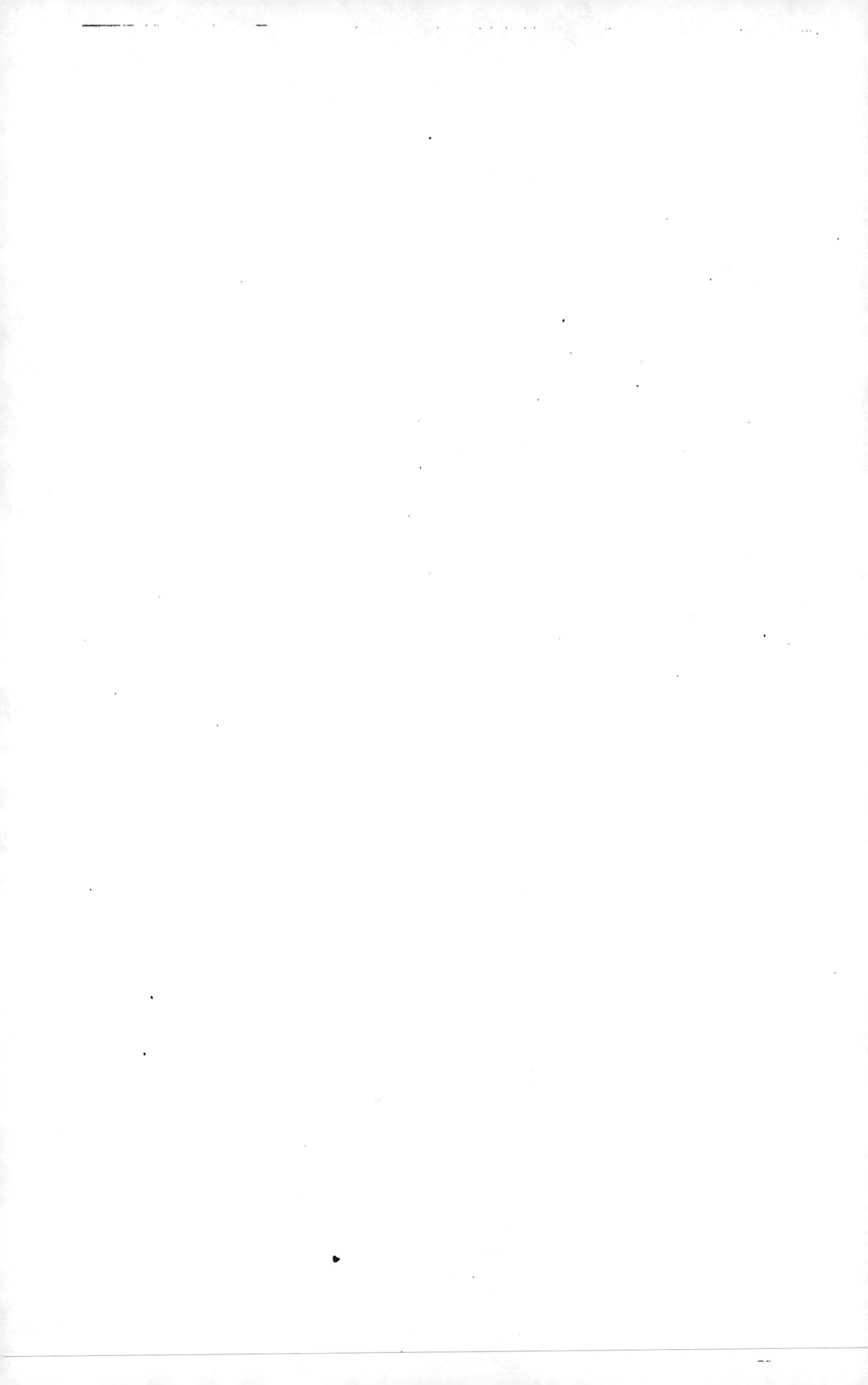

www.ingramcontent.com/pod-product-compliance
Lightning Source LLC
Chambersburg PA
CBHW070820210326
41520CB00011B/2038